DE LA

NÉVRALGIE DU TESTICULE

PAR

C. PEYRAUBE

DOCTEUR EN MÉDECINE.

MONTPELLIER

TYPOGRAPHIE ET LITHOGRAPHIE CHARLES BOEHM

Éditeur du Nouveau Montpellier Médical

1896

A LA MÉMOIRE DE MON PÈRE

A MA MÈRE

C. PEYRAUBE.

A MA FEMME

Et à mes deux Filles LOUISE et MARCELLE

Aimez-vous toujours.

A MES SŒURS ET A MES BEAU-FRÈRES

A MA BELLE-MÈRE

G. PEYRAUBE.

A mon Cousin et à ma Cousine D. FRETTIÈRE

DE MARSEILLE

A MES COUSINS DE PARIS

A la Famille NOUGARET

A TOUS MES AMIS

C. PEYRAUBE.

A MON PRÉSIDENT DE THÈSE

Monsieur le Professeur TÉDENAT

A MON EXCELLENT MAITRE ET AMI

Le Docteur GERBAUD

A Monsieur le Professeur agrégé LAPEYRE

C. PEYRAUBE.

INTRODUCTION

Les organes génitaux, soit de l'homme, soit de la femme, constituent l'un des appareils le plus richement innervés de l'économie.
La glande séminale en particulier est, dans l'un et l'autre sexe, le
point de départ ou l'aboutissant d'influences nerveuses locales et
générales de premier ordre. Ces influences, parties du testicule ou
des ovaires, ou bien reçues par eux, acquièrent dans l'étiologie
pathologique une importance de plus en plus grande au fur et à
mesure qu'on apprend à mieux dépister leur nature et leur cause.

Dès que les ovaires sont devenus facilement accessibles à l'œil
et à la main du chirurgien, on s'est aperçu qu'un grand nombre
d'états douloureux dont la pathogénie était restée jusque-là mys-
térieuse ou incertaine et qu'on réunissait, faute de mieux, sous la
dénomination de névralgie ovarienne, tenaient à des altérations
anatomiques réelles des ovaires. Grâce aux nombreuses oophec-
tomies qu'on a pratiquées sous l'influence des rénovations doctri-
nales et opératoires récentes, les anatomo-pathologistes ont souvent
pu découvrir ces lésions caudales et les classifier suivant leur
nature : inflammations banales, blennorrhagie, dégénérescence,
scléro-kystique, etc.

Or ces lésions sont quelquefois très minimes, et le microscope
seul peut les déceler. Aussi arrive-t-il souvent que le chirurgien
ne se fie pas à la seule apparence macroscopique des ovaires qu'il
amène au dehors : s'il ne trouve pas à côté d'eux d'autre lésion
qui puisse expliquer suffisamment les symptômes qui l'ont conduit

à pratiquer la laparotomie, il n'hésite pas à extirper ces ovaires comptant bien que l'anatomo-pathologiste y trouvera l'épine qui cause tout le mal.

Le plus souvent, son attente n'est pas déçue. Mais ce n'est pas toujours et l'on est bien obligé de reconnaître que les névralgies pures et simples, *sine materia*, localisées ou au maximum dans les ovaires, et justiciables ou non de la castration forment encore un groupe pathologique qu'on ne saurait négliger.

En est-il de même chez l'homme ? Existe-t-il des cas dans lesquels l'absence de lésions ou la disproportion de ces lésions avec les manifestations douloureuses nous oblige à conserver le mot de névralgie ? Oui, du moins dans l'état actuel de nos connaissances. Mais ces cas de névralgie pure et simple du testicule se rencontrent beaucoup moins fréquemment que ceux de névralgie ovarique, et il est prudent de ne se contenter de ce diagnostic qu'en désespoir de cause, c'est-à-dire après une soigneuse recherche des lésions inflammatoires ou néoplasiques qui pourraient exister.

C'est à cette délimitation du domaine encore occupé en pathologie par la névralgie du testicule que nous nous sommes proposé de consacrer ce travail.

C'est notre maître, M. le professeur Tédenat, qui nous en a donné le conseil. Nous l'en remercions vivement, ainsi que de l'honneur qu'il a bien voulu nous faire en acceptant de présider le jury de notre thèse inaugurale.

DE LA

NÉVRALGIE DU TESTICULE

CHAPITRE PREMIER

Historique.

Malgré le grand nombre des maladies auxquelles l'étude de la névralgie du testicule peut se trouver plus ou moins intimement liée, celle-ci ne comporte qu'une bibliographie relativement courte, et toute contenue dans ce siècle.

Cette indifférence des auteurs nous paraît explicable par plusieurs raisons : d'abord la douleur n'étant qu'un symptôme et non une entité morbide, on ne croit pas devoir en faire une étude spéciale, pas plus qu'on ne le fait pour la tuméfaction ou tout autre symptôme considéré en soi. D'autre part, c'est un symptôme commun à beaucoup de maladies du testicule, et on peut aisément trouver le moyen de la rattacher à une lésion : aussi néglige-t-on le plus souvent les cas, d'ailleurs de plus en plus rares, dans lesquels la douleur constitue à elle seule toute la maladie. Enfin il est bien difficile de préciser le moment où la douleur devient névralgie : où trouver un criterium indiquant qu'elle n'est pas en rapport avec les lésions observées.

2

Aussi les auteurs anciens ne parlent-ils même pas de névralgie testiculaire. A peine trouve-t-on une observation très sommaire parue en 1783 dans les œuvres posthumes de Cl. Pouteau, chirurgien en chef de l'Hôtel-Dieu de Lyon.

Au commencement du siècle, Chaussier le premier, à propos de deux cas qu'il avait observés, attira l'attention du monde scientifique sur des douleurs rebelles qui suivent les branches inguinales du plexus lombaire et qu'on observe le plus souvent chez les gens sujets aux coliques néphrétiques. Cet excellent observateur, frappé du caractère particulièrement aigu et rebelle de ces douleurs, en fit une entité morbide nouvelle et créa le nom de iléo-scrotale. Disons tout de suite que, comme le fit plus tard remarquer Gosselin, cette névralgie iléo scrotale de Chaussier doit être nettement séparée de la névralgie testiculaire proprement dite.

En 1815, Barras en publia un cas très intéressant qu'il décrivit d'une façon très précise sous le nom de névralgie spermatique.

Trois nouveaux cas furent rapportés en 1837 par Astley Cooper dans ses œuvres chirurgicales que traduisirent Chassaignac et Richelot. Cet auteur s'occupe surtout du traitement du testicule douloureux, de «l'irritabile testis», comme il l'appelle.

La première monographie est la thèse inaugurale de Sarrau (1841), qui ajouta quelques observations nouvelles.

Mais, c'est dans le remarquable *Traité pratique des maladies des testicules, du cordon spermatique et du scrotum*, de Curling, traduit en 1857, par Gosselin, que l'on trouve le mieux réunis les éléments de cette question. Curling distingue deux espèces d'affections nerveuses du testicule : « L'une, qui est la plus commune, consiste en une exaltation de la sensibilité naturelle de cet organe ; c'est à elle que s'applique plus particulièrement la désignation de testicule douloureux (irritabile testis) employée par les auteurs ; l'autre est une véritable affection névralgique des nerfs spermatiques ».

Mais dans une longue annotation Gosselin critique et rejette cette distinction. Nous ne saurions mieux faire que de citer longuement cette note très importante de Gosselin qui résume son opinion et celle des chirurgiens français de son époque. « Les faits, dit-il, qu'il m'a été donné d'observer ne me permettent pas de bien saisir la différence entre les deux variétés d'affection nerveuse admises par M. Curling et la plupart des auteurs anglais. Nous comprenons, en France, sous le nom de névralgie du testicule, tous les états douloureux de cet organe qui ne sont pas expliqués suffisamment par une lésion matérielle, et qui ont pour caractères principaux de revenir de temps à autre, par accès plus ou moins longs, et d'être difficiles à guérir radicalement...... Il est résulté pour moi de l'observation très attentive de ces faits (sic) que, à part celle qui accompagne la colique néphrétique, la névralgie testiculaire, analogue en cela à beaucoup de névralgies faciales qui ont leur point de départ dans une altération des dents ou même de l'intérieur de l'œil, analogue encore à ces névralgies pelviennes et iléo-lombaires qui sont occasionnées par les inflammations de l'utérus, que la névralgie testiculaire, dis-je, coïncidait presque toujours avec un certain degré d'inflammation. J'ai de plus remarqué chez ces sujets que la douleur survenait spontanément ou bien était éveillée tantôt par les mouvements, tantôt par la pression, sans que la sensibilité fut provoquée spécialement et exclusivement par l'une ou par l'autre de ces deux dernières causes. Je n'ai donc pas trouvé dans les faits dont j'ai été témoin la confirmation de la distinction établie par les auteurs anglais entre le testicule douloureux et la névralgie proprement dite. Quant à la névralgie iléoscrotale, j'en ai observé deux exemples qui m'ont paru bien tranchés. Les malades rapportaient la douleur au cordon spermatique, à l'anneau inguinal et à l'épine iliaque, mais ne souffraient pas ou souffraient à peine dans le testicule, même lorsqu'on le soumettait à une pression. Tous deux ont été guéris par les vésicatoires saupoudrés de chlorhydrate de morphine ».

Les critiques de Gosselin ont été admises par tous les auteurs ;

mais elle n'enlèvent pas à Curling le mérite de sa synthèse : on y trouve des considérations thérapeutiques surtout fort judicieuses et un grand nombre de faits nouveaux, soit personnels, soit empruntés à divers chirurgiens anglais, comme Macculoch, Russell, Harvey Ludlow, Brodie, Graves, etc...

Quelques années plus tard, et malgré le travail de Curling, Vidal de Cassis ne consacrait à ce sujet que quelques mots dans son *Traité de pathologie externe*.

Mauriac, dans sa thèse d'agrégation sur les névralgies viscérales (1860), signale celles du testicule, mais sans leur accorder les développements qu'elles méritaient.

Il en est de même de la monographie faite en 1870 par Laboulbène sur les névralgies réflexes symptomatiques de l'orchi-épididymite blennorrhagique.

Nous trouvons ensuite, en 1876, la thèse inaugurale de C. F. Roux, qui n'a que le mérite d'apporter quelques observations nouvelles.

Plus intéressante est la communication que fit Terrillon à la Société de Chirurgie le 10 novembre 1886 sur la névralgie du testicule et ses rapports avec l'hystérie chez l'homme. Cet auteur, s'appuyant sur quatre faits dont deux étudiés dans le service de Charcot, et deux personnels, fait jouer un rôle important, pas exclusif néanmoins, à l'hystérie mâle. Ses conclusions furent assez vivement combattues par Bouilly et Trélat, qui ne voulurent voir dans les faits rapportés par Terrillon que des manifestations névralgiques de l'hystérie chez l'homme et non de la névralgie testiculaire proprement dite. «Ce que M. Terrillon a décrit, conclut M. Trélat, ce n'est pas une névralgie chez des hystériques, ses malades sont des hystériques qui ont une manifestation localisée au testicule ».

Cette critique nous paraît un peu spécieuse sinon mal fondée, et Terrillon n'en tint aucun compte dans l'article, excellent d'ailleurs. sur la névralgie du testicule qu'il fit paraître en 1889 en collaboration avec Monod dans leur *Traité des maladies du testicule et de ses annexes*.

CHAPITRE III.

Etiologie et Pathogénie

Plusieurs maladies du testicule ou de ses annexes peuvent, dans certaines conditions, par des groupements étiologiques divers, donner naissance à la névralgie, telle que nous venons de la définir.

Elle peut aussi dépendre de lésions portant sur des organes plus ou moins voisins du testicule.

Enfin on a observé un certain nombre de faits dans lesquels il a été impossible d'attribuer ces douleurs à une altération anatomique quelconque.

Les deux premiers groupes peuvent être réunis sous le nom de névralgies symptomatiques, le troisième fermera la classe des névralgies idiopathiques, qu'on a encore appelées essentielles, *sine materia*.

I. — NÉVRALGIES SYMPTOMATIQUES

1° *D'une lésion du testicule.* — L'inflammation du testicule, de quelle nature qu'elle soit, peut devenir tôt ou tard l'origine de la névralgie testiculaire. La blennorrhagie est souvent en cause : Gosselin, Gennaudert et d'autres en ont cité des exemples.

Il s'agit toujours, bien entendu, de l'orchite blennorrhagique considérée comme antécédent plus ou moins éloigné, et non d'inflammation actuelle à l'état aigu.

Comment faut-il comprendre la pathogénie de la névralgie dans des cas semblables ?

Deux hypothèses se présentent tout de suite à l'esprit : dans la première on peut attribuer les douleurs à l'état inflammatoire lui-même, qui a créé et qui entretient une névrite plus ou moins accentuée ; dans la seconde, ce serait par l'atrophie consécutive à l'inflammation, par la rétraction cicatricielle du tissu testiculaire amenant une compression des filets nerveux et par la sclérose interstitielle de ces filets nerveux eux-mêmes.

Ces deux hypothèses sont également admissibles, et l'étude attentive des observations publiées démontre qu'elles sont toutes les deux également vraies : Gosselin, par exemple, cite un cas dans lequel chaque nouvel accès de névralgie correspondait à une nouvelle tuméfaction du testicule et de l'épididyme, tuméfaction minime ne méritant pas le nom de récidive aiguë d'une orchite chronique, mais cependant facile à constater.

Aussi fréquemment que la blennorrhagie, le traumatisme peut devenir le point de départ de la névralgie testiculaire. C'est tantôt une contusion, un coup de pied, tantôt une compression brusque, un tiraillement, etc.

On conçoit à priori les diverses façons d'agir du traumatisme suivant ses divers modes.

C'est ordinairement par l'intermédiaire de l'orchite, et alors nous retombons dans le cas précédent d'une inflammation, banale ou non, ayant pour conséquences plus ou moins éloignées des névrites ou des compressions interstitielles. Curling, Terrillon, citent des faits dans lesquels ils ont dû enlever le testicule malade et où ils l'ont trouvé induré par la dégénérescence fibreuse. Dans un cas de Parker, on trouva comme lésion une ossification complète de la tunique albuginée.

Quelquefois le testicule traumatisé s'atrophie directement, sans passer par une phase inflammatoire ; on pourrait rapprocher ce phénomène de celui de l'atrophie musculaire, du tétanos par exemple, consécutive à un coup ou à une chute sur le moignon de l'épaule. Dans le cas d'Augagneur et Mollière relatif à un gardien de la paix qui avait reçu, 18 mois auparavant, un violent coup de pied dans les bourses, du côté droit, l'atrophie ne portait pas seulement sur le testicule, mais les bourses du même côté étaient flasques, pendantes, le crémaster et le dartos semblaient avoir perdu complétement leur tonicité. Il s'agit alors de véritables troubles trophiques produits par des névrites interstitielles.

On comprend aussi qu'il puisse s'agir simplement de cicatrices douloureuses consécutives à des déchirures, des écrasements des rameaux nerveux.

2° *D'une lésion de l'épididyme.* — L'inflammation de l'épididyme, qu'elle soit d'origine blennorrhagique ou qu'elle soit consécutive à un traumatisme, laisse cet organe dans un état d'induration fibreuse qui permet souvent de faire a posteriori et longtemps après le diagnostic d'épididymite. Cette véritable cicatrice peut occuper tout l'épididyme, ou seulement une de ses parties. Dans le premier cas, l'on sent une corde fibreuse uniforme ; dans le second, un noyau plus ou moins volumineux, nettement séparé du tissu voisin, qui est plus mou, plus dépressible. Cette hypertrophie fibreuse de tout ou partie de l'épididyme est le résultat de l'épaississement des canalicules collecteurs du sperme.

Or, la prolifération des parois de ces canalicules fait amener leur oblitération ; il se produit alors de la rétention du liquide testiculaire qui peut se manifester par des douleurs plus ou moins aigües. Telle est du moins l'explication donnée par Langenbeck et admise par la plupart des auteurs. Bredie a publié le premier cas de névralgie provoquée par un de ces noyaux fibreux, reliquats d'épididymite. Humphrey rapporte un fait dans lequel l'origine de la névralgie était la cicatrice d'un abcès de l'épididyme. La pathogénie est la même, cela va sans dire.

Dans les conditions que nous venons d'étudier, la névralgie ne s'établit pas longtemps après l'inflammation aiguë : il faut, en effet, que la cicatrice ait eu le temps de se durcir, que les cellules embryonnaires aient eu le temps de se transformer en fibres. Mais parfois la névralgie débute avec l'état inflammatoire lui-même, et persiste après la disparition de celui-ci : C'est ce qu'on observe dans ces épididymites à forme névralgique. Il s'agit évidemment dans ces cas-là d'inflammation directe des filets nerveux eux-mêmes, de névrites interstitielles ou aiguës qui, passées ensuite à l'état chronique, n'en restent pas moins douloureuses et sont d'ailleurs sujettes à des échauffements plus ou moins fréquents.

Comme les noyaux fibreux post-inflammatoires, les tumeurs proprement dites peuvent aussi provoquer et entretenir la névralgie. Nous ne faisons allusion, bien entendu, qu'aux tumeurs de petit volume, analogues comme grosseur et comme structure à celles qu'on décrit sous le nom de tubercules sous-cutanés douloureux, A l'épididyme comme à la peau, il s'agit ordinairement de tumeurs toutes petites, du volume d'un pois, d'une noisette au plus, et formées par du tissu fibreux (fibromes) ou du tissu musculaire lésé (myomes) ou par un mélange de ces deux tissus (fibro ou léio-myomes) ou enfin, mais plus rarement, par du tissu nerveux (névromes). Terrillon, Kocher, Méricourt, ont cité des exemples de névralgie provoquée par ces tumeurs et disparaissant par leur ablation.

Les tumeurs liquides de l'épididyme, les kystes, la spermatocèle, s'accompagnent parfois aussi de névralgie. « Dans ce cas, disent Monod et Terrillon, l'excitation génitale et l'érection provoquent l'apparition ou l'augmentation des douleurs, ce qui fait croire que la rétention du sperme était une des causes de la douleur ».

M. Tédenat citait récemment dans une Leçon Clinique l'observation d'un homme de 56 ans éprouvant, depuis un an, des crises, de violentes douleurs dans le testicule gauche. Le malade n'avait jamais eu d'épididymite ni de blennorrhagie. La guérison fut obtenue après excision d'un kyste du volume d'une noisette occupant la partie interne de la tête de l'épididyme.

5° *D'une lésion d'autres organes.* — Les nerfs qui se rendent au testicule sont nombreux et leur trajet passablement long ; de plus, soit à leur origine, soit sur leur parcours, ils ont de fréquentes anastomoses. Aussi, ne faut-il pas s'étonner que le testicule devienne souvent le siége de retentissements douloureux hétérogénes.

Tantôt il s'agit de propagations inflammatoires le long des branches nerveuses, tantôt de compressions par des tumeurs ou des organes hypertrophiés ou déplacés, tantôt de phénomènes congestifs, tantôt, enfin, de simples irradiations douloureuses parties d'organes plus ou moins éloignés.

On comprend aisément l'apparition de la douleur dans le testicule, lorsque les nerfs qui se rendent à cet organe traversent un foyer inflammatoire quelconque : il se produit une névrite qui peut rester douloureuse, même après la cessation des phénomènes aigus d'après le mécanisme sur lequel nous avons longuement insisté, celui de la formation d'un tissu cicatriciel comprenant les éléments nobles du filet nerveux, éléments nobles irrités déjà eux-mêmes par le travail inflammatoire.

Quand l'inflammation s'immobilise à son premier stade, la congestion, les choses se passent de même. C'est ainsi que la blennorrhagie, les cystites, les prostatites, peuvent s'accompagner de douleurs testiculaires persistantes. Il est rare néanmoins de voir la névralgie testiculaire s'établir dans ces conditions, sans aucune participation inflammatoire de l'appareil orchi-épididymique lui-même.

Pourtant, les faits ne manquent pas des névralgies testiculaires dépendant d'uréthrites postérieures sans lésion du testicule et de l'épididyme. Burling, Pearce, Gonet, Jacobron, en citent des exemples, et M. Tédenat en a cité plusieurs cas que nous rapportons plus loin. La disparition rapide des douleurs névralgiques à la suite de la guérison de l'inflammation d'uréthre prostatique dépose en faveur de la non-existence d'altération inflammatoire de l'épididyme. Dans deux cas observés par lui, M. Tédenat fait valoir en faveur de ce mode pathogénique l'absence de douleurs à l'exploration de la glande génitale.

La simple rétention du sperme dans les vésicules séminales peut produire le même effet.

La compression et les tiraillements des éléments nerveux du cordon doivent beaucoup plus souvent entrer en ligne de compte. C'est ainsi que le varicocèle souvent, l'hydrocèle quelquefois (Pitha), la hernie inguinale elle-même ou un bandage mal fait ou mal placé peuvent déterminer au niveau du testicule des douleurs à forme névralgique. Il est vrai que, dans ces cas-là, l'on trouve ordinairement le testicule plus ou moins atrophié, et alors, les lésions dont nous parlons doivent être mises au rang des causes indirectes, la lésion testiculaire étant la cause immédiate.

L'on a vu aussi quelquefois la névralgie coïncider avec la présence de corps étrangers dans la vaginale.

Dans toutes ces conditions, la névralgie est due à une action directe exercée par des lésions sur le système nerveux testiculaire proprement dit. Mais il existe des névralgies par simple irradiation, par sympathie pour ainsi dire.

C'est ce que l'on observe dans certaines maladies du rein et, en particulier, dans la colique néphrétique. On sait combien est douloureux le passage du moindre calcul du rein dans la vessie. Or, le système nerveux rénal et urétéral présente des connexions intimes avec celui du testicule ; celui-ci devient sensible à la moindre pression, au plus léger frottement. D'habitude, cette susceptibilité douloureuse disparaît dès que le calcul est tombé dans la vessie ; mais parfois, elle persiste et devient une véritable névralgie. Elle est, d'ailleurs, entretenue et facilement réveillée ou même exaltée par le passage de nouveaux calculs.

Les gros calculs de la vessie, les calculs uréthraux ou prostatiques peuvent produire les mêmes effets. Réveillé-Parise a rapporté le cas d'un homme chez lequel la névralgie testiculaire disparut aussitôt qu'on eut extrait de l'urèthre une petite pierre qui avait d'ailleurs produit deux accès de rétention d'urine en quinze jours.

M. Tédenat nous a communiqué l'observation d'un malade chez lequel de vives douleurs testiculaires disparurent après l'extraction d'un calcul vésical (voir observat.). Dans un autre cas, M. Tédenat retira un calcul par la taille ; un peu plus tard survint une névralgie testiculaire qui disparut après expulsion de graviers sous l'influence des eaux d'Evian

Ces crises névralgiques dues à la présence ou à la migration de calculs dans l'appareil génito-urinaire s'accompagnent ordinairement d'une rétraction plus ou moins intense du crémaster, qui a pour effet d'appliquer le testicule contre l'anneau inguinal et de le presser fortement contre les piliers. Mais parfois cette rétraction du crémaster se produit sans cause au moins apparente. Voilà pourquoi nous le classons dans le groupe des névralgies idiopathiques ou *sine materià* que nous allons maintenant étudier.

B. — Névralgies idiopathiques ou essentielles ou sine materia.

Il n'est pas rare de voir, pendant le coït ou au milieu d'un violent effort, le crémaster se contracter brusquement et lancer le testicule contre l'anneau inguinal externe. Ce choc provoque une douleur spéciale, vive, angoissante qui disparaît avec la cause qui l'a produite. Mais quelquefois ces contractions du crémaster se répètent à toute occasion ou même sans cause : elles deviennent un véritable spasme, ce qui a motivé le nom de rétraction spasmodique du testicule.

A la longue, le muscle peut se tétaniser, mieux se contracturer pendant des heures, des jours entiers. On cite même un cas dans lequel cet état se maintint pendant près de cinq mois. Dans ces conditions, la douleur dépend à la fois de la fatigue musculaire et de la compression du testicule.

Monod et Terrillon rapprochent de ces faits ceux publiés par Lœver : « Cet auteur a décrit un état particulier du crémaster qui se contracte alternativement et se détend de façon à faire monter et descendre le testicule avec rapidité. Les mouvements d'ascension provoquent un état douloureux du testicule qui rappelle la névralgie avec irradiation le long du cordon. Lœver a donné à cette affection le nom de orchi-chorée ou danse du testicule. Cette affection se rencontrerait surtout chez les enfants nerveux et prédisposés ou se livrant à l'onanisme avec excès. Cependant la masturbation, difficilement avouée par les malades, a souvent été indiquée à tort comme causant les névralgies. Ici la névralgie semble due à une excitation trop vive ou trop prolongée des glandes séminales. Peut-être pourrait-elle rentrer dans la classe des névralgies par troubles généraux comme ceux de l'hystérie ».

Cette dernière phrase nous conduit à parler de ces troubles généraux de l'hystérie en particulier, auxquels Terrillon accorde une très large place parmi les causes possibles de névralgie testiculaire.

Cet auteur dit, dans une intéressante communication à la Société de Chirurgie : « Quelle que soit la cause réelle ou supposée, on peut se demander pourquoi la névralgie apparaît chez certains individus, alors qu'elle en épargne d'autres dont les organes sont dans les mêmes conditions apparentes que les premiers. Enfin pourquoi apparaît-elle sans cause locale déterminante ou apparente ? »

S'appuyant alors sur les observations de quatre malades chez lesquels il a constaté des signes suffisants d'hystérie mâle, il croit devoir faire intervenir la grande névrose dans l'explication pathogénique d'un très grand nombre de cas : « La névralgie testiculaire essentielle ou symptomatique semble irritable plus volontiers chez certains individus présentant tous les attributs de l'hystérie. Cette idée est d'autant plus rationnelle que, chez certains malades, la névralgie testiculaire devient le point de départ de crises et d'attaques semblables à celles de la grande hystérie. Chez d'autres, au contraire, il n'y a pas d'attaques convulsives générales ; mais quand on examine avec soin les malades, on trouve chez eux les signes les plus ordinaires de l'hystérie latente... Le nombre des hystériques hommes est, en effet, plus considérable qu'on ne le croit, et, si l'on ne retrouve pas chez tous les phénomènes douloureux du côté du testicule, ils existent cependant chez un certain nombre ».

A la même séance, Bouilly et Lucas-Championnière admirent les conclusions de Terrillon, mais en en diminuant la portée : « Je ne répugne pas, dit Championnière, à admettre l'analogie évidente entre le testicule et l'ovaire ; mais au point de vue de l'hystérie, je ferai remarquer que l'ovaire joue chez la femme un rôle prépondérant que le testicule ne joue pas chez l'homme ».

A quoi Terrillon répliqua en substance que l'on ne recherchait pas assez souvent les signes latents de l'hystérie chez l'homme.

Trélat fut plus catégorique que ses deux collègues : il refusa de considérer les faits de Terrillon comme de vraies névralgies ; c'étaient, selon lui, des manifestations douloureuses locales chez des hystériques. Mais, comme nous l'avons déjà dit, nous ne nous associons pas à cette critique de Trélat, parce que nous la trouvons trop spécieuse, et qu'il ne s'agit là que d'une querelle de mots. Peu importe, en effet, que la cause des douleurs testiculaires soit ou non l'hystérie ; quand ces douleurs constituent la manifestation symptomatique prédominante, parfois même unique, on a, semble-t-il, le droit et le devoir de dire névralgie de cause hystérique, comme on dit névralgie de cause inflammatoire. Nous avons classé ces faits parmi les névralgies idiopathiques, parce que leur pathogénie n'est pas encore élucidée à fond et que l'on n'a pas trouvé de lésions dans ces nerfs douloureux ; mais nous reconnaissons volontiers que, à la rigueur, leur place sera plutôt parmi les névralgies symptomatiques. En tout cas, nous le répétons, nous avons cru devoir les comprendre dans cette étude.

D'ailleurs, comment expliquer autrement que ne le fait Terrillon des faits comme le suivant. «Curling dit qu'on conserve, au musée du collège des chirurgiens de Londres, un testicule qui fut extirpé par W. Blizard, pour une névralgie rebelle et qui cependant paraissait sain ».

A. Cooper cite des cas semblables auxquels il applique l'épithète d'*irritabile testis*. Gosselin, il est vrai, et après lui, Kocher, ont cru presque toujours trouver une lésion. Mais Terrillon, qui observait beaucoup plus près de nous, à une periode où, grâce aux études anatomo-pathologiques récentes, il aurait dû plutôt être porté vers la négative des névralgies *sine materià*, Terrillon, disons-nous, en affirme l'existence et rapporte des faits capables de lever tous les doutes. Nous nous rangeons donc à son avis.

Nous devons enfin, pour être complet, signaler le rôle que certains auteurs ont fait jouer à des causes banales telles ' que la goutte, le paludisme, la continence, l'hypochondrie, les troubles digestifs, le froid, l'hérédité, etc.... Mais ces faits sont très rares et il est à craindre qu'ils n'aient été mal observés.

CHAPITRE IV

Symptômes.

La névralgie testiculaire se présente avec des allures variables suivant la cause qui l'engendre. Pour être exact et complet à la fois, il faudrait tracer un tableau symptomatique pour chaque groupe étiologique ; nous devons nous contenter d'indiquer les caractères les plus connus en laissant au lecteur le soin de les adopter à chaque forme clinique.

Les sensations douloureuses varient d'intensité, non seulement d'une personne à l'autre, mais chez un même malade. Au début, sauf les cas rares où la névralgie éclate brusquement, à la suite d'un effort, par exemple, la maladie s'annonce ordinairement par une sensation de lourdeur, de gêne dans le scrotum ; puis surviennent des fourmillements, des picotements, des élancements rapides et fugaces. Cet état dure plus ou moins longtemps, mais un jour, à l'occasion d'un faux pas, d'une compression brusque, d'un excès de coït, apparaît une véritable attaque névralgique avec douleurs atroces, excruciantes, partant d'un point du testicule ou de l'épididyme, remontant le long du cordon et pouvant s'irradier vers la cuisse, l'abdomen, les lombes, le sacrum, bref, le long de toutes les branches nerveuses qui sont en connexion avec les nerfs spermatiques. Pendant la crise, le malade est obligé de se mettre en position horizontale, les cuisses fléchies et en abduction pour écarter du scrotum le moindre contact qui ne ferait qu'exaspérer la douleur. A ce moment, la palpation la plus délicate serait insup-

laire que nous avons étudiées dans notre chapitre d'étiologie. D'ailleurs, le point essentiel, c'est de songer à la possibilité de leur intervention. Lorsque l'esprit est prévenu que telle ou telle peut jouer un rôle dans la production de la névralgie, la situation superficielle des organes permet de prendre en main tous les éléments du diagnostic : il suffit d'avoir de la patience et de la méthode. Si l'on ne peut arriver à découvrir la lésion dont les douleurs sont la manifestation symptomatique, il convient de rechercher, suivant le conseil de Terrillon, les signes latents de l'hystérie : régions d'anesthésie cutanée, abolition du réflexe pharyngien, diminution du champ visuel, etc. Mais, encore une fois, mieux vaut répéter les séances d'examen que de se hâter de conclure à l'existence d'une névralgie essentielle.

CHAPITRE VI

Evolution et Pronostic

La névralgie testiculaire présente une marche si irrégulière qu'il est impossible de prévoir, dans tel ou tel cas donné, comment elle évoluera.

Tantôt, après une série de crises violentes, tous les symptômes s'amendent peu à peu, et disparaissent même pour un temps plus ou moins long, quelquefois pour toujours.

Tantôt, et c'est ce qu'on observe le plus fréquemment, la maladie persiste indéfiniment, si on l'abandonne à elle-même, ou récidive, après un répit variable, d'une façon désespérante.

Aussi, la violence des douleurs aidant, l'état général du sujet ne tarde-t-il pas à s'altérer. Ces malades deviennent vite neurasthéniques, s'ils ne l'étaient déjà, ils négligent leurs affaires, deviennent insupportables à eux-mêmes et aux autres, ils maigrissent, mangent et dorment peu, ont constamment une physionomie anxieuse et souffrante qui trahit cette préoccupation morale particulière qui accompagne presque toujours les maladies des organes génitaux.

Il est de ces malheureux, surtout ceux qui ont en vain expérimenté tous les anti névralgiques de la pharmacopée, il en est, dis-je, pour lesquels le chirurgien doit se laisser forcer la main à une opération de complaisance, sous peine de voir le malade chercher le repos dans le suicide.

Des considérations de ce genre doivent entrer en ligne de compte dans l'établissement du pronostic. A part cela, la névralgie du testicule ne constitue pas ordinairement une affection grave. En tout cas, il est toujours prudent de réserver l'avenir, parce qu'on ne saurait prévoir d'une façon certaine le résultat de n'importe quel traitement.

—

CHAPITRE VII

Traitement

D'une façon générale, toutes les névralgies sont difficiles à
guérir. Aussi n'existe-t-il peut-être pas de chapitre thérapeutique
plus encombré de méthodes et de moyens qui ont parfaitement
réussi dans un certain nombre de cas, et n'ont rien donné dans
les autres.

A quoi tient cette incertitude, surtout, sinon uniquement aux
difficultés de diagnostic. Elle serait bien atténuée, si l'on pouvait,
dans tous les cas, préciser nettement la cause de la douleur.

Quoi qu'il en soit, c'est le but que l'on doit se proposer et vers
lequel on doit concentrer tous ses efforts. Si on l'atteint, on a
bien des chances de pouvoir instituer une thérapeutique rapidement efficace.

L'on peut adopter pour cette recherche pathogénique l'ordre
que nous avons suivi dans notre exposé étiologique, chercher
d'abord si on a affaire à une névralgie symptomatique d'une lésion
du testicule, ou de l'épididyme, ou d'un organe voisin ou éloigné;
si l'on ne découvre rien de ce genre, on est bien obligé d'admettre
qu'il s'agit d'une névralgie essentielle, et alors on doit, suivant le
conseil de Terrillon, rechercher les signes de l'hystérie. Avec de
la méthode et de l'insistance, il semble que l'on doive toujours
arriver à se faire une opinion exacte sur la cause.

Nous voudrions pouvoir reprendre isolément chacune de ces
causes et exposer le traitement que l'on doit diriger contre chacune

d'elles. Mais, outre que cela serait long et fastidieux, nous le croyons inutile. Ces causes, en effet, sont pour la plupart au moins tout à fait banales, et ce n'est pas ici le lieu d'exposer tout au long le traitement de l'archi-épididymite chronique ou du varicocèle, de l'hydrocèle, etc.

Donc, en ce qui concerne les névralgies symptomatiques, nous conseillons de leur opposer d'abord le traitement habituel des affections locales qui provoquent la douleur.

Quant aux névralgies essentielles, notre embarras est plus grand, précisément parce que nous ne voyons pas l'ennemi à combattre. Si l'on en croit Terrillon, ces douleurs étant presque toujours une des nombreuses manifestations locales de l'hystérie, c'est le traitement de cette névrose qu'il faudrait d'abord essayer : on cite en effet des cas où l'on a obtenu des guérisons durables par l'hydrothérapie, la suggestion, les aimants, etc.

Rien ne s'oppose d'ailleurs à ce que l'on combine ce traitement général antinévrotique avec l'un des mille traitements locaux antinévralgiques.

Les applications froides, glace, nitrate de potasse ou mélange de glace et de sel marin dans une vessie, ont parfois donné d'excellents résultats ; c'est là un moyen utilisable surtout pendant les crises ; mais il est prudent de ne pas trop prolonger cette application du froid sur le scrotum, de ne pas dépasser un quart d'heure par exemple, en tout cas, d'exercer soi-même une surveillance attentive, car on sait la facilité avec laquelle le scrotum se sphacèle : il convient de s'arrêter avant que les téguments d'abord violacés ne prennent une teinte blanchâtre.

On peut utiliser aussi la révulsion sous toutes ses formes ; teinture d'iode, vésicatoires, emplâtres vésicants, etc.

On aurait aussi obtenu des améliorations rapides par l'application de six à douze sangsues sur le trajet du cordon.

Monod et Terrillon disent avoir employé avec un succès complet dans un cas rebelle les courants continus très faibles. Ils appliquaient l'un des pôles sur la région scrotale, l'autre étant placé sur la région lombaire.

Enfin, comme bonne recommandation générale, ressortissant toujours du domaine médical, il faut citer le repos prolongé en position horizontale, le maintien du testicule par un bandage approprié, et l'administration fréquente de laxatifs destinés à éviter l'accumulation des matières fécales dans l'iliaque, accumulation qui peut déterminer à elle seule le réveil ou l'exacerbation des douleurs.

Malgré tout, l'on est souvent obligé de faire appel à la chirurgie pour avoir raison de névralgies rebelles. Nous ne revenons pas, bien entendu, sur les opérations spéciales destinées à remédier à des lésions comme une petite tumeur de l'épididyme, une hernie etc.

Nous ne voulons parler que des moyens chirurgicaux agissant directement sur les nerfs eux-mêmes.

Ces moyens sont au nombre de trois : la compression énergique par une pelote, l'élongation et la résection.

La compression des nerfs du cordon par une pelote a été proposée, en 1880, par Hammond, qui dit avoir obtenu par ce procédé deux guérisons.

Il applique cette pelote sur le cordon au niveau du pubis et la maintient pendant quinze minutes fortement appliquée avec une bande de caoutchouc.

Il pense que cette compression locale suffit pour briser ou altérer la plupart des tubes nerveux des nerfs qui se rendent au testicule, et produire ainsi un ébranlement salutaire.

Nous n'avons pas trouvé dans la littérature chirurgicale de nouveau cas traité par ce moyen.

Monod et Terrillon comparent ses effets à ceux que produit l'élongation et ils en profitent pour conseiller aussi ce dernier moyen ; ils avouent cependant n'avoir aucune expérience personnelle à ce sujet. Nous ne sachions pas non plus que cette opération ait déjà été essayée. Mais les bons résultats qu'elle a donnés dans d'autres régions militent en sa faveur.

Il en est de même de la résection des nerfs du cordon. Nélaton l'a proposée, mais ni lui, ni d'autres, à notre connaissance du moins, ne l'ont pratiquée jusqu'à ce jour. Si on se décide à la tenter il faut se rappeler la facilité avec laquelle les nerfs disposés en faisceau se ressoudent, et par conséquent sacrifier d'emblée plusieurs centimètres de la longueur des filets nerveux sous peine de voir reparaître la névralgie avant même la cicatrisation de la plaie.

Que penser de la castration comme ultime ressource ? Les chirurgiens Anglais surtout l'ont souvent pratiquée.

Astley Cooper, Curling, en rapportent de nombreuses observations appartenant à eux-mêmes ou à d'autres. Les résultats sont généralement bons, mais la guérison n'est pas aussi constante et surtout aussi durable qu'on pourrait le penser de prime abord. Ces auteurs avouent eux-mêmes avoir eu parfois de terribles déceptions ; par exemple, le testicule douloureux à peine enlevé, la névralgie reparaissait dans l'autre, ou dans le moignon nerveux du cordon. Aussi, en présence de la possibilité de ces récidives, et de l'importance du sacrifice à accomplir, croyons-nous avec la plupart des auteurs modernes, qu'on ne doit s'y résigner qu'à la dernière extrémité, lorsque tous les autres moyens ont échoué, ou bien lorsque le testicule a subi une dégénérescence quelconque qui a supprimé sa fonction, ou bien enfin, lorsque le malade lui-même a réclamé cette intervention plusieurs fois avec insistance et que son état général physique et moral crée une véritable indication.

Curling cite plusieurs cas dans lesquels la névralgie testiculaire a disparu après cautérisation au nitrate d'argent de la région prostatique enflammée. Nous rapportons deux faits semblables que M. Tédenat citait récemment dans une leçon clinique. Notre maître insistait sur la fréquence étiologique de l'uréthrite postérieure. Qu'elle détermine les douleurs testiculaires par voie réflexe ou après production d'une épididymite, il y a toujours indication de traiter la lésion inflammatoire de l'uréthre postérieur.

OBSERVATIONS

Première Observation.

Communiquée par M. le professeur TÉDENAT.

Névralgie du testicule dépendant d'une uréthrite postérieure chronique.

Notre malade a 20 ans ; il est robuste, solidement constitué et souffre depuis cinq ou six mois dans le testicule et le cordon du côté gauche. Il éprouve une sensation de pesanteur permanente, de compression avec des élancements très pénibles. La marche, les efforts augmentent les douleurs, qui diminuent au repos. Parfois surviennent de vagues malaises dans le testicule droit. De temps en temps accalmies courtes et rares.

On peut explorer le testicule sans provoquer de douleurs ; quand on le comprime avec mesure, le malade ressent la sensation normale qui ne paraît ni augmentée ni diminuée. Retenez ces particularités. Elles ont de l'importance au point de vue du diagnostic pathogénique et doivent vous faire incliner à penser que les douleurs n'ont pas leur origine dans le testicule. En fait, l'examen peut être complet et il nous révèle l'intégrité absolue du scrotum, de la vaginale, du testicule, de l'épididyme et de la portion accessible du cordon spermatique. Jamais d'ailleurs il n'y a eu d'épididymite. Nous sommes donc en présence d'une véritable névralgie du testicule.

Notre malade n'est pas un névrosique, et jouit d'une santé générale excellente. Je me suis gardé, pour ces raisons, d'admettre comme on l'avait déjà fait, une névralgie idiopathique. Un tel diagnostic est commode et vite posé, mais fort maigre en indications thérapeutiques : cherchant la cause des douleurs, j'ai cru la trouver dans l'existence d'une uréthrite postérieure chronique. L'événement a confirmé cette manière de voir : la névralgie n'a pas survécu à la guérison de l'inflammation uréthrale.

Le malade a eu la chaude-pisse il y a deux ans. L'écoulement a cessé après quatre ou cinq semaines et n'a pas reparu depuis. Se croyant complètement guéri, et malgré ses douleurs testiculaires, notre jeune homme se livre au coït, peut-être avec abus. Mais qui indiquera la juste mesure, et l'imposera à cet âge ? La souffrance augmente après les rapports sexuels pour quelques heures.

Interrogé de près, le malade nous dit que la miction est fréquente (sept ou huit fois le jour, une ou deux fois la nuit). Elle est de plus pressante et impérieuse. L'éjaculation est quelquefois un peu douloureuse. L'urine contient des filaments, et la bougie à boule, introduite après lavage de l'urèthre antérieur, provoque en arrivant dans la région membrano-prostatique une vive sensibilité avec irradiation douloureuse dans le testicule. A ce moment le malade éprouve une sensation très marquée de miction irrépressible. Le talon de la boule revient chargé de pus vaguement taché de sang. Il existe une diminution de souplesse de la paroi uréthrale avec deux ressauts dans la région bulbaire.

Le traitement a eu pour objectif direct et unique l'inflammation uréthrale : Lavage quotidien avec un litre de solution de permanganate de potasse à 1 4000, pour débarrasser l'urèthre des gonocoques. Puis tous les deux ou trois jours, instillation de nitrate d'argent à 1 50, et dilatation avec les bougies métalliques de Gouley. L'uréthrite a été guérie en quatre semaines et la dilatation conduite jusqu'au 29 de la filière de Charrière. Les douleurs testiculaires ont rapidement diminué, présentant, au début, de notables variations d'un jour à l'autre. Elles ont ensuite complètement disparu.

Observation II.

Communiquée par M. le professeur TÉDENAT.

Névralgie du testicule dépendant d'une uréthrite postérieure chronique.

Un magistrat, âgé de 40 ans, éprouvait, sous l'influence du moindre refroidissement des membres inférieurs, de vives douleurs dans les deux testicules. Le bromure de potassium, la quinine, diverses pommades avaient longtemps été employés sans résultat appréciable, les douleurs testiculaires coïncidaient avec de fréquents besoins d'uriner ; à trois reprises, il avait eu de l'hématurie pendant un ou deux jours. Le malade avait eu la blennorrhagie. Je constatai une uréthrite postérieure et un rétrécissement (15) dans la région bulbaire. En un mois, des instillations et la dilatation avec les bougies de Béniqué guérirent l'urèthre, et depuis la névralgie du testicule n'a plus reparu.

Observation III.

Communiquée par M. le professeur Tédenat.

Névralgie du testicule dépendant d'un calcul de la vessie.

Pendant mon internat dans le service de Letiévant, à l'Hôtel-Dieu de Lyon (mai 1874), j'ai recueilli l'observation d'un homme de 53 ans, chez lequel des douleurs testiculaires permanentes entrecoupées de crises très pénibles, ont disparu à la suite de l'extraction d'un calcul vésical enchatonné au voisinage de l'uretère gauche. Les douleurs duraient depuis deux ans et avaient résisté à de nombreux traitements. Le malade était condamné à un repos à peu près complet et n'avait quelque soulagement qu'en employant trois ou quatre suppositoires morphinés par jour. Le testicule gauche, où se produisaient les douleurs, pouvait être exploré et était sain. Les mictions étaient fréquentes et presque autant dans le décubitus dorsal que dans la position assise, se faisaient à peu près toutes les deux heures. L'expression des dernières gouttes était douloureuse et à ce moment survenait une vive douleur dans le testicule gauche qui était soulevé en deux ou trois saccades vers l'orifice inguinal inférieur. La particularité des douleurs mictionnelles fit penser à un calcul vésical, bien que l'urine fût à peu près claire et n'eût jamais contenu du sang. L'exploration avec la sonde de Mercier en fit reconnaître l'existence. La taille prérectale fut pratiquée, la guérison était complète en trois semaines.

Les douleurs testiculaires disparurent pour ne plus revenir, dès le lendemain de l'opération.

9 782329 293103